DE LA

RESPIRATION TUBAIRE ET AMPHORIQUE

DANS LA PLEURÉSIE,

ET DES

INDICATIONS DE LA THORACENTÈSE.

(*Inséré dans les* Archives générales de Médecine, *numéros de Novembre et Décembre* 1856.)

OUVRAGES DU MÊME AUTEUR

QUI SE TROUVENT CHEZ LES MÊMES LIBRAIRES.

Traité du Varicocèle et de la cure radicale de cette affection. In-8°, avec une planche gravée. *Paris*, 1838.

De la Pneumonie épidémique de 1837. (Couronné par la Faculté de Médecine de Paris, au concours de 1839.)

De l'Hémiplégie faciale chez les nouveau-nés. Paris, 1840.

Du Typhus dans les prisons de Reims. (Couronné par la Faculté de Médecine de Paris, au concours de 1841.)

Traité complet de l'Hystérie. (Couronné par l'Académie de Médecine et par l'Institut, aux concours de 1845 et 1848.)

De l'Amaurose dans la néphrite albumineuse. 1849.

De l'Exaltation de l'ouïe dans la paralysie du nerf facial. 1850.

DE
LA RESPIRATION
TUBAIRE ET AMPHORIQUE
DANS LA PLEURÉSIE,

ET DES

INDICATIONS DE LA THORACENTÈSE,

par

H. LANDOUZY,

PROFESSEUR DE CLINIQUE INTERNE A L'ÉCOLE DE MÉDECINE DE REIMS; LAURÉAT DE LA FACULTÉ DE MÉDECINE DE PARIS, DE L'ACADÉMIE DE MÉDECINE, DE L'INSTITUT DE FRANCE; MÉDECIN DES ÉPIDÉMIES; CHEVALIER DE LA LÉGION D'HONNEUR, ETC.

Expertus affirmo quod signa de quibus hic agitur gravissimi momenti sint, non solum in cognoscendis, sed etiam in curandis morbis.

AVENBRUGGER, *Monitorium ad omnes medicos.*

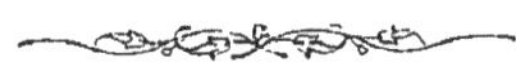

PARIS,

J.-B. BAILLIÈRE, LIBRAIRE, RUE HAUTEFEUILLE, 19,

ET G. BAILLIÈRE, RUE DE L'ÉCOLE-DE-MÉDECINE, 17.

1856.

DE LA RESPIRATION

TUBAIRE ET AMPHORIQUE

DANS LA PLEURÉSIE,

ET DES

INDICATIONS DE LA THORACENTÈSE.

> Expertus affirmo quod signa de quibus hic agitur gravissimi momenti sint, non solum in cognoscendis, sed etiam in curandis morbis.
>
> (AVENBRUGGER, *Monitorium ad omnes medicos.*)

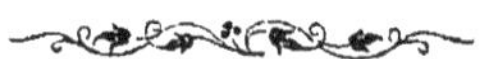

La perfection avec laquelle Laennec a constitué d'emblée la science de l'auscultation a été telle, que les quelques phénomènes dont cet admirable observateur n'a pas rigoureusement déterminé les lois, ont la plus grande peine à être adoptés dans la pratique générale.

Au premier rang des signes stéthoscopiques qu'une mort prématurée n'a pas laissé à Laennec le temps d'approfondir, il faut mettre le souffle tubaire de la pleurésie, si nettement accusé dans la plupart des épanchements, et qui, cependant, est loin encore d'avoir, aux yeux des médecins (1), cette signification précise du souffle tubaire de la pneumonie, du gargouillement dans la phthisie, des râles sonores dans la bronchite, des râles crépitants dans les congestions pulmonaires, etc., et de tous ces signes typiques qui semblent avoir été formulés par un génie infaillible.

Il est une modification très-importante et très-curieuse de ce souffle tubaire pleurétique : c'est le *souffle amphorique pleurétique*, qui n'a jamais été étudié dans aucun traité, et qui, néanmoins, a dû se présenter à bien des observateurs, tant ses caractères sont tranchés, et tant sont fréquents les cas dans lesquels il se produit.

Sauf deux communications des plus intéressantes, de MM. Rilliet et Barthez, à la Société médicale des

(1) « L'existence possible du souffle tubaire dans la pleurésie » est un fait incontestable; mais on n'est pas encore d'accord » sur son plus ou moins de fréquence, ni sur les conditions » dans lesquelles on l'observe. »

(*Traité de Pathologie*, par HARDY et BÉHIER, tom. II, p. 664.)

« Le bruit normal est remplacé, dans la pleurésie aiguë, » par un souffle tubaire analogue à celui des deuxième et troi- » sième degrés de la pneumonie. Toutefois, ce phénomène est » ici moins constant que dans la pneumonie; il n'a lieu, le » plus souvent, que d'une manière passagère, et offre un » timbre moins résonnant. »

(*Traité de Pathologie*, par GRISOLLE, tom. I, page 379.)

« Je dois protester contre une opinion encore accréditée » dans plusieurs ouvrages, et qui tend à faire croire que le » souffle tubaire est une exception dans la pleurésie. »

(MONNERET.)

Hôpitaux, en 1852, et à l'Académie de Médecine, en 1855 (1); deux observations de M. le docteur Béhier (2), et quelques lignes de la dernière édition du *Traité*

(1) En lisant les deux mémoires de MM. Rilliet et Barthez, je suis surpris qu'ils n'aient pas vivement excité l'attention des pathologistes, et qu'il n'en ait même été fait mention dans aucun des traités d'auscultation ou de diagnostic qui ont paru depuis, car MM. Barthez et Rilliet, tout en rattachant la respiration amphorique à l'épanchement, avaient nettement indiqué à quelles erreurs de diagnostic peuvent conduire la respiration caverneuse, amphorique, et le gargouillement dans la pleurésie.

Je n'ai eu connaissance de ces travaux qu'aujourd'hui (au moment où je corrige la première épreuve), par une lettre que je reçois de mon savant ami Barthez, sinon, au lieu de me borner à les mentionner et à proclamer Rilliet et Barthez comme les premiers observateurs qui aient noté le souffle amphorique dans les épanchements, j'aurais mis à profit leurs études et fortifié plusieurs de mes déductions par les leurs.

Nous considérons, d'ailleurs, ces phénomènes à un point de vue très-différent, et qui rend superflue toute discussion de priorité, puisque M. Barthez propose de les désigner sous le nom de *respiration hydrique*, tandis qu'au contraire, je les regarde comme complètement indépendants de la présence actuelle de l'eau, et que le point sur lequel j'insiste le plus, celui que personne n'a signalé, et qui me paraît devoir exercer une grande influence sur le diagnostic des maladies de poitrine et sur les théories d'auscultation, c'est la persistance des bruits tubaires, amphoriques, égophoniques, tympaniques même, après la disparition de l'épanchement.

(2) Note sur un souffle amphorique observé dans deux cas de pleurésie purulente simple du côté droit.

(*Archives générales de Médecine*, Août 1854.)

d'auscultation de Barth et Roger (1), on ne trouve dans la science nulle autre mention des *bruits amphoriques de la pleurésie*. Mes savants amis Barth et Roger pensaient même ce fait tellement rare, que, dans le résumé des accidents producteurs du timbre amphorique, ils se bornent, comme tous les auteurs, à citer les excavations pulmonaires et le pneumothorax, sans dire un mot des épanchements (2).

Bien des fois, cependant, les bruits amphoriques, nés en dehors des seules conditions où on les croyait

(1) Voici les seuls passages consacrés au souffle amphorique de la pleurésie :

« Signalons encore ce fait exceptionnel, que, chez quel-
» ques malades atteints de pleurésie, la respiration bronchique
» peut accidentellement se changer en un souffle broncho-
» caverneux très-intense, se rapprochant même du souffle
» amphorique. »

(*Traité d'Auscultation*, quatrième édition, page 103.)

« Les cas de pleurésie dans lesquels le souffle bronchique se
» présente, comme nous l'avons dit, page 103, avec les ca-
» ractères de la respiration amphorique, sont *tellement rares*,
» que nous ne croyons pas devoir revenir ici sur le diagnostic
» différentiel de cette variété de souffle et sur sa valeur sé-
» méiotique. »

(*Traité d'Auscultation*, page 117.)

(2) « La respiration amphorique *bien caractérisée indique*
» *presque infailliblement un pneumothorax avec fistule pulmo-*
» *naire*. Mal caractérisée, elle peut annoncer cette même ma-
» ladie, mais aussi être l'indice d'une *vaste caverne presque*
» *toujours tuberculeuse*. »

(*Ibidem*, page 124.)

possibles, ont dû induire en erreur les médecins les plus expérimentés (1).

Bien des fois le souffle tubaire lui-même, et surtout le souffle tubaire persistant après la résorption du liquide, a dû causer les plus grandes méprises.

Bien des fois l'un et l'autre de ces phénomènes m'avaient singulièrement frappé, et même singulièrement embarrassé, lorsqu'enfin, plusieurs cas s'étant offerts presque simultanément à ma clinique de l'Hôtel-Dieu, pendant ces trois dernières années, j'ai pu apprécier les différentes conditions de ce symptôme dans des épanchements récents ou anciens, séreux ou purulents, avant et après la thoracentèse.

Remettant à une époque prochaine l'histoire complète des modifications de la respiration dans les épanchements, je veux seulement prouver aujourd'hui que le souffle amphorique de la pleurésie (2) est plus fréquent que ne le ferait penser le silence des auteurs, et

(1) Dans les épanchements méconnus, ce souffle amphorique a dû être souvent pris pour signe d'une vaste caverne. Dans les épanchements constatés, il a dû souvent faire croire à un hydropneumothorax, ou tout au moins à une pleurésie tuberculeuse. Bon nombre de prétendues guérisons de grandes excavations tuberculeuses ont dû tenir à cette illusion. L'épanchement passé, le poumon revenu en partie à sa perméabilité, le souffle caverneux disparaissait, et, à son grand étonnement, le médecin, livre en main, était forcé de croire à la cicatrisation de la caverne et à la résorption des tubercules.

(2) Il est bien entendu que je ne parle que des épanchements sans fistule bronchique, car le souffle amphorique, accompagné ou non de tintement métallique, est, comme on sait, l'un des signes habituels du pneumothorax.

surtout qu'il n'est pas lié d'une manière actuelle à l'épanchement, comme pourraient le faire supposer les quelques faits enregistrés dans la science.

Evidemment, cette question, féconde en applications pratiques, n'est pas moins grave au point de vue du traitement qu'au point de vue du diagnostic.

Mais, avant d'aller plus loin, peut-on parler encore du diagnostic de la pleurésie, et invoquer des difficultés en présence des données presque mathématiques d'exploration que possède la science aujourd'hui?

La réponse n'est pas douteuse, surtout de la part des médecins d'hôpitaux.

Que d'épanchements latents, devenus chroniques parce qu'ils ont été constatés trop tard!

Que d'épanchements chroniques, devenus mortels parce qu'ils sont restés longtemps méconnus!

En effet, les épanchements les plus considérables, bornés à un seul côté et survenus lentement, donnent quelquefois lieu à des accidents si peu intenses du côté des organes respiratoires, que l'origine doit en rester ignorée, pour peu qu'on n'ait pas l'habitude d'une exploration très-attentive.

Sans parler de ce voiturier cité par M. Andral, et qui parcourait tout Paris avec sa charrette, quoiqu'affecté d'un épanchement qui remplissait tout un côté de la poitrine, ne voyons-nous pas, plusieurs fois par année, venir à l'Hôtel-Dieu, à pied, souvent de plusieurs lieues, se plaignant uniquement de maux d'estomac ou de fièvre d'accès, des gens qui n'ont pas cessé de travailler et chez qui nos internes constatent, au premier examen, d'énormes épanchements?

En huit ans, M. Bouillaud a observé quinze pleurétiques, *dont six médecins*, chez lesquels des épanchements considérables n'avaient pas été diagnostiqués !

J'ai, moi-même, donné des soins à trois confrères pour des épanchements méconnus.

Un jeune docteur de Reims vient me demander conseil pour un accès de fièvre qui reparaissait, avec un peu de dyspnée, chaque après-midi, depuis plusieurs mois, et qui avait résisté à tous les antipériodiques. J'applique, presque malgré lui, l'oreille sur la poitrine, et je trouve un énorme épanchement auquel ce jeune homme succomba au bout d'un an, après avoir obstinément refusé la thoracentèse, qui n'avait pas, d'ailleurs, à cette époque, cours dans la science comme aujourd'hui.

Peu de temps auparavant, j'avais vu, dans des circonstances presque semblables, un jeune médecin de Fismes, mort depuis accidentellement.

Enfin, il n'y a pas quinze jours que le docteur Soubrié, de Saint-Ermes, m'amenait un confrère du département de l'Aisne, affecté d'un épanchement chronique en voie de résolution, mais qui était resté méconnu jusqu'au jour où M. Soubrié, appelé par le malade, avait exploré la poitrine.

Presque en même temps, je recevais un mémoire à consulter d'un curé des Ardennes que la moindre marche essoufflait, et qui avait combattu en vain une fièvre quotidienne. J'engage le malade à venir à Reims, et je constate un épanchement qui remplissait tout le thorax gauche.

Je dois, à cette occasion, indiquer une particularité que je n'ai vue signalée nulle part : c'est la fréquence des accès intermittents dans les pleurésies latentes. J'insistais encore dernièrement sur ce point à la clinique, en rappelant aux élèves combien de fois nous avions vu les accès périodiques, ou les exacerbations régulières d'un état fébrile permanent, être le phénomène prédominant dans le cas d'épanchements latents considérables, qui paraissaient modifier à peine la respiration.

D'où il suit, qu'à moins de ces quelques troubles fonctionnels si évidents, qu'ils indiquent rigoureusement l'organe malade, on doit toujours explorer la poitrine.

Hâtons-nous d'ajouter que l'exploration la plus attentive ne suffit pas toujours, d'ailleurs, à mettre à l'abri de l'erreur dans les cas difficiles; témoin ces cinq observations réunies récemment par MM. Oulmont et Moutard-Martin, médecins de l'hôpital Saint-Antoine, où, malgré toutes les ressources de l'auscultation et de la percussion, une tumeur de la base du foie, une tumeur développée entre le rein et la capsule surrénale, un kyste hydatique intra-pulmonaire, une masse tuberculeuse du poumon droit et un anévrisme de l'aorte, furent pris, « *par de très-habiles médecins des hôpitaux de Paris,* » pour des épanchements pleurétiques.

Dans les quatre premiers cas, l'erreur ne fut reconnue qu'à l'autopsie, et dans le cinquième, une discussion sur le lieu d'élection de la ponction fit seule ajourner la thoracentèse !!!

Après de pareils faits, et je pourrais en grossir la liste, il serait superflu d'insister sur l'importance des nouvelles données qui peuvent enrichir le diagnostic.

Or, j'établirai dans ce mémoire :

1° Qu'il existe, dans un assez grand nombre d'épanchements chroniques ou d'épanchements récents à forme latente (1), des phénomènes amphoriques dont la notion est du plus haut intérêt;

2° Que ces phénomènes amphoriques existent dans les épanchements séreux aussi bien que dans les épanchements purulents;

3° Que les souffles, tubaire ou amphorique, peuvent persister après la disparition du liquide;

4° Qu'un côté de la poitrine peut être le siége d'une matité absolue, en avant et en arrière, avec souffle tubaire ou amphorique considérable, et offrir presque tous les signes d'un épanchement, sans que la plèvre contienne une goutte de liquide;

5° Que le son tympanique de Skoda peut exister dans la pleurésie chronique aprẽs la résorption complète du liquide;

6° Que l'égophonie, regardée jusqu'ici (excepté par Skoda) comme signe pathognomonique des épanchements aigus, et comme indiquant même le niveau du liquide, peut exister avec les mêmes caractères, immédiatement après la disparition complète de l'épanchement;

7° Que ces altérations de la respiration, de la voix, et même de la sonorité, placées, jusqu'ici, sous la dépendance des épanchements, sont dues aux

(1) Je n'ai pas encore eu occasion d'observer de phénomènes amphoriques dans la pleurésie aiguë; mais MM. Barthez et Rilliet citent un cas où ils ont été des plus manifestes au dixième jour d'une pleurésie aiguë.

(*Archives générales de Médecine*, Mars 1853.)

modifications de la plèvre et des poumons, bien plutôt qu'à la présence des liquides séreux ou purulents ;

8° Enfin, comme conséquence pratique, qu'on doit recourir à la thoracentèse dès que la pleurésie passe à l'état chronique, sous peine de voir le poumon devenir imperméable, et le malade succomber à la moindre affection du poumon opposé.

Le premier fait, dont je pus suivre toutes les phases, a trait à un homme de 31 ans (1), entré, le 3 Juillet 1853, à l'Hôtel-Dieu, pour un épanchement considérable du côté gauche. Le souffle était tellement marqué en avant et en arrière, dans le tiers supérieur, qu'il constituait, soit pendant la respiration, soit pendant la phonation, soit pendant la toux, les bruits amphoriques les mieux caractérisés.

Les annales de la science ne contenant, à ma connaissance, aucun fait de ce genre, j'étais très-embarrassé de déterminer exactement la valeur de ces phénomènes amphoriques. Une analyse attentive du malade empêchait, cependant, malgré les apparences, de les rattacher à une excavation pulmonaire ; je me bornai à regarder ce souffle amphorique comme une exagération exceptionnelle du souffle tubaire.

Les moyens les plus actifs de résorption ayant été vainement employés et le cœur étant considérablement dévié à droite, j'annonçai aux élèves que, dans la crainte d'accidents soudains et malgré le peu d'intensité

(1) N° 15 de la salle Saint-Remi. Observation recueillie par M. Herbin, lauréat de l'Ecole de Médecine de Reims.

de la dyspnée, nous pratiquerions le lendemain la thoracenthèse.

Or, le soir même, c'est-à-dire la veille du jour fixé pour l'opération, le malade, qui s'était promené toute l'après-midi au jardin, mourut subitement, assis près d'une fenêtre ouverte, peu d'instants après avoir soupé de bon appétit (1).

A l'autopsie, on trouva deux litres environ de sérosité limpide, roussâtre; le poumon, refoulé en haut contre la colonne vertébrale, était réduit au volume du poing, exempt de productions tuberculeuses, et transformé, excepté au sommet, qui était encore un peu perméable, en une sorte de tissu musculaire infiltré, enfermé dans une gaîne partie fibreuse, partie fibro-cartilagineuse.

Comment s'était produite cette mort si soudaine? Rien, dans l'autopsie, ne pouvait l'expliquer, et nous fûmes réduits à l'ancienne hypothèse d'une syncope

(1) C'est un fait semblable qui porta M. le professeur Trousseau à recommander, le premier, la thoracentèse dans certaines pleurésies aiguës. Une femme de 27 ans se trouvant, dans ses salles, atteinte d'une pleurésie, au huitième jour, M. Trousseau recommande à son interne de faire la ponction le soir même, si les symptômes s'aggravent. La dyspnée étant moindre le soir, l'interne croit pouvoir différer, mais, à huit heures, la malade était morte. On trouva un énorme épanchement séreux, sans lésion du poumon, sans fausses membranes.

Il y a quelques années, M. Pidoux prend rendez-vous pour une thoracentèse : le malade meurt au moment où les médecins arrivaient pour l'opération.

Peu de temps avant, même issue chez un malade de M. Chomel. La ponction ayant été décidée en principe, mais ajournée, le malade mourut avant l'opération.

survenue, soit sous l'influence d'une augmentation subite de l'exhalation séreuse, soit sous l'influence du travail de la digestion, soit même sous l'influence de ces deux causes réunies (1).

Comment s'était produit ce souffle amphorique? Rien non plus ne pouvait l'expliquer, sinon la condensation du tissu pulmonaire, car il n'existait ni tubercules, ni caverne, ni abcès du poumon, ni cette dilatation des bronches, si facile à reconnaître depuis la description de Laennec, puisqu'un renflement succède au calibre normal.

Singulier hasard! ou plutôt, heureux hasard qui se reproduit à chaque instant dans les hôpitaux, et qui en fait de si précieux foyers d'instruction, l'année suivante (2), nous recevions dans le même lit, de la même salle, un homme, âgé de 55 ans, offrant les mêmes symptômes, c'est-à-dire un épanchement considérable à gauche, datant de cinq mois, avec faible dyspnée et refoulement du cœur à droite.

Un souffle tubaire très-marqué, mais sans caractère amphorique, s'entendait seulement en arrière et en haut. La matité était complète, en avant et en arrière, dans toute l'étendue du côté gauche.

(1) Les faits de mort subite dans les pleurésies droites sont assez fréquents pour diminuer la valeur des hypothèses qu'on peut faire sur cet évènement dans la pleurésie gauche. Mon savant ami, le docteur Oulmont, a publié deux cas de mort subite dans la pleurésie séreuse, chronique, droite, et, dans ces deux cas, il n'y avait eu aucune dyspnée.

(2) 22 Juin 1854, n° 15 de la salle Saint-Remi. Observation recueillie par MM. Bléc et Desrobes.

L'ancienneté de l'affection, l'énergie des médications employées avant l'entrée du malade à l'hôpital, l'inefficacité des moyens mis en œuvre depuis, et surtout la déviation considérable du cœur, devaient d'autant plus nous engager à ne pas différer la ponction, qu'ainsi que je le disais tout-à-l'heure, nous avions vu mourir là, subitement, dans le même lit, un malade placé dans les mêmes conditions.

Le 4 Juillet, je pratiquai donc la thoracentèse par la méthode Reybard, en présence de M. le docteur Tranchart et des élèves. Douze cents grammes de sérosité un peu trouble s'écoulèrent sans temps d'arrêt.

Le lendemain, à la visite, le malade est dans l'état le plus satisfaisant. Il a mangé avec appétit; il a parfaitement dormi; il parle et respire plus librement.

A la percussion, on constate encore une matité très-notable, quoique beaucoup moindre, dans toute l'étendue du thorax gauche.

A notre très-grand étonnement, le souffle tubaire est à peu près aussi marqué qu'avant la ponction, et on en constate même à la région antérieure, où nous n'en avions pas remarqué les jours précédents.

Un faible bruit vésiculaire, mêlé de ronchus humides, s'entend néanmoins dans les deux tiers supérieurs de la poitrine.

Le malade, soumis à l'usage interne de l'iodure de fer, à des embrocations de teinture d'iode, et surtout à un régime réparateur, reprend rapidement ses forces.

Très-souvent percuté et ausculté, il fournit toujours les mêmes résultats : matité marquée dans toute la hauteur du thorax gauche, en avant et en arrière; souffle tubaire manifeste en avant et en arrière, mais beaucoup moins prononcé qu'avant la ponction ; faible murmure vésiculaire dans les deux tiers supérieurs ; battements du cœur réguliers, au lieu normal ; retrait prononcé des côtes gauches.

En somme, le malade se trouve très-bien ; il monte les deux étages de la salle sans se reposer, se couche sans peine sur les deux côtés, demande avec instance à retourner à son travail, et quitte l'hôpital le 22 Juillet, dix-huit jours après la thoracentèse.

Le 18 Septembre, c'est-à-dire deux mois après sa sortie de l'Hôtel-Dieu, le malade y rentre pendant les vacances.

Plusieurs des élèves qui l'ont déjà observé la première fois et qui savent quel prix j'attache à cette observation, viennent aussitôt m'annoncer que l'épanchement s'est reproduit du même côté, et ils se fondent, comme l'eussent fait tant de praticiens des plus expérimentés, sur l'étendue de la matité, la faiblesse de l'expansion vésiculaire, le souffle tubaire, la dyspnée, etc.

Je prie mon collègue M. Maldan de me faire prévenir lorsque le malade succombera, et effectivement, le 9 Décembre, M. Maldan a la bonté de m'abandonner cette autopsie.

Il n'existe pas de liquide dans la plèvre. Le poumon, réduit à une lame d'environ trois centimètres d'épaisseur sur dix de longueur, est refoulé en haut, contre la colonne vertébrale, et tellement confondu avec la fausse membrane, qu'on a peine d'abord à le trouver. Le tissu pulmonaire est rougeâtre, et ressemble, pour la consistance, à celui du nouveau-né qui n'a pas respiré, excepté à la partie supérieure, qui offre encore une faible crépitation.

La cinquième et la sixième côte, qui sont seules enlevées, offrent un bel exemple d'ostéophytes; elles sont régulièrement triangulaires jusqu'au niveau du cartilage (1).

Le poumon droit offre les lésions caractéristiques de la pneumonie entée sur un catarrhe chronique.

Ainsi donc l'épanchement ne s'était pas reproduit après la ponction, et le malade, déjà affecté d'une bronchite ancienne, succombait à une pneumonie aiguë d'autant plus promptement mortelle, que le poumon gauche était resté complètement impropre à la respiration.

Ce deuxième fait est tellement net, tellement précis dans tous ses détails, qu'à lui seul il est déjà tout un enseignement.

Ne prouve-t-il pas, en effet :

1° Que l'existence du souffle bronchique est indépendante du liquide pleural dans la pleurésie chronique;

2° Que non-seulement ce souffle continue après la thoracentèse, lorsque le poumon se trouve enfermé dans une fausse membrane inextensible, mais que la

(1) N'ayant d'autre but que d'appeler l'attention sur la valeur des souffles pleurétiques, et nullement sur les caractères anatomo-pathologiques de la pleurésie, ce qui m'entraînerait trop loin, je n'extrais des cahiers d'observations que les quelques mots nécessaires pour dessiner à grands traits la lésion nécroscopique.

disparition du liquide peut même augmenter l'étendue de la respiration bronchique (1);

3° Que la condensation du tissu pulmonaire produit, dans la pleurésie, un effet analogue à l'hépatisation dans la pneumonie ;

4° Qu'après une compression de longue durée, le poumon reste imperméable ;

5° Q'une inflammation modérée, ordinairement sans danger, quand elle n'affecte qu'un seul poumon, peut amener une mort prompte, lorsque déjà l'autre poumon était incapable de fonctionner ;

6° Enfin, qu'après une simple ponction, sans injection, le liquide peut ne pas se reproduire ?

L'occasion de vérifier ces déductions ne tarda pas à se présenter, et les exemples suivants, observés dans mes salles, ne peuvent laisser aucun doute sur cette partie de l'histoire de la pleurésie.

(1) Ce résultat, c'est-à-dire cette persistance du souffle après la disparition de l'épanchement, était d'autant plus inattendu, que tous les observateurs, à commencer par Laennec, faisaient de la compression du poumon par le liquide la condition essentielle du souffle tubaire.

Ainsi, M. Hirtz, de Strasbourg, qui a publié un excellent mémoire sur le diagnostic de la pleurésie, et qui paraît avoir observé des faits analogues aux miens sous le rapport de l'intensité du souffle, n'hésitait pas à affirmer que, « toutes les fois » qu'on entend la respiration tubaire dans la pleurésie, on doit » diagnostiquer un épanchement dans lequel le *poumon plonge* » *encore*. »

(*Arch. de Méd.*, IIe série, tome XIII.)

Le 9 Janvier, entre à la clinique (1) une jeune femme enceinte de trois mois, affectée d'un épanchement gauche dont il est impossible de préciser l'origine, mais qui paraît remonter au début de la grossesse.

Matité absolue, excepté sous la clavicule, où se constate le bruit hydro-aérique de Skoda; absence du murmure respiratoire, excepté en ce point; absence de vibrations de la voix; pas d'égophonie; souffle amphorique considérable et caractérisé comme tel par les docteurs Bienfait, Duval et Strapart; cœur notablement dévié à droite.

Malgré le bruit hydro-aérique entendu sous la clavicule, bruit très-semblable à celui de pot fêlé, et en l'absence de tout râle au niveau du souffle amphorique, et de tout autre signe de phthisie, nous devions exclure l'idée d'une pleurésie tuberculeuse. Comme, d'ailleurs, la dyspnée augmentait, malgré le traitement énergique suivi depuis onze jours, je pratique, le 20 Janvier, en présence de mon collègue le docteur Strapart, une ponction qui donne issue à un litre dix centilitres de sérosité limpide au commencement, mais louche à la fin.

La malade passe une excellente journée, et profite du soulagement produit par l'évacuation du liquide pour se découvrir, se lever, et abuser ainsi, jusqu'au soir, de la liberté de ses mouvements.

Vers deux heures du matin, survient tout-à-coup, sans autre cause appréciable qu'un refroidissement, un frisson violent, suivi d'une fièvre intense, et, le lendemain, nous constatons le retour de l'épanchement gauche et un épanchement tout nouveau à droite.

La pleurésie droite guérit en très-peu de temps; mais l'épanchement gauche avait atteint, vers le dixième jour, ses anciennes limites, en donnant lieu aux mêmes symp-

(1) Salle Sainte-Balsamie, numéro 8. Observation recueillie par M. Demesse, prosecteur d'anatomie.

tômes que la première fois, et particulièrement au *souffle amphorique.*

Le 24 Février, *deuxième ponction* qui donne issue à un kilogramme et soixante-dix grammes de pus sans odeur. Une courte canule, à plaque et à bouchon, est laissée dans la cavité thoracique pour des injections; mais, pendant la nuit, la malade, gênée pour dormir, enlève la canule, qu'il devient impossible de réintroduire le lendemain.

Soulagement marqué pendant les quinze premiers jours; persistance des phénomènes amphoriques un peu diminués; puis, reproduction des mêmes accidents. *Nouvelle ponction* quinze jours après la deuxième (le 14 Mars); deux cent soixante grammes de pus sans odeur. Nouvelle canule à demeure; nouvelle imprudence de la malade, qui l'enlève encore pendant la nuit, malgré nos plus vives recommandations. Prévoyant le cas, nous avions conservé avec soin le parallélisme des tissus, afin de pouvoir réintroduire une sonde élastique pour les injections, ou même une sonde cannelée pour une incision suffisante. Effectivement, nous parvenons à réintroduire une sonde, puis, sur la sonde, une canule spéciale qui, laissée pendant deux jours et deux nuits, et débouchée matin et soir, donne issue à soixante grammes environ de pus inodore.

Bien que cette canule ne détermine pas de douleur notable (1), la malade, effrayée de l'idée qu'on doit lui faire des

(1) J'ai abandonné cette canule à plaque, convaincu par expérience que les canules métalliques causent plus de gêne et offrent moins de sécurité que les canules flexibles.

Après en avoir fait fabriquer de plusieurs sortes, je suis revenu au moyen le plus simple, c'est-à-dire à une sonde élastique fermée par un bouchon lorsque je redoute l'introduction de l'air.

Je rejette également la nouvelle pompe adaptée au trocart, aspirante d'un côté pour la soustraction du liquide, foulante de l'autre pour les injections.

injections dans la poitrine, enlève encore l'appareil pendant la nuit, et s'oppose, malgré nos prières, à toute nouvelle tentative.

Aucun accident pendant les quinze premiers jours qui suivent cette troisième thoracentèse; le souffle amphorique persiste, le liquide se reproduit peu à peu, puis bientôt l'appétit diminue, le mouvement fébrile augmente vers le soir, un malaise général survient, et le 2 Avril (vingt jours après la dernière ponction), il s'échappe, pendant la nuit, par la dernière piqûre, environ deux litres de pus.

Nous supplions en vain la malade de nous laisser profiter de cette circonstance pour faire des injections iodées. Le mieux notable qu'elle éprouve la fait résister énergiquement à toute tentative, même à l'idée de se laisser introduire dans l'ouverture une simple mèche pour en empêcher l'occlusion. Le liquide continue à s'écouler par la fistule, et il sort même par jet pendant les quintes de toux.

La santé générale s'améliore, les sueurs nocturnes diminuent, la fièvre ne paraît plus qu'à de rares intervalles, et mon trimestre de clinique étant terminé, je quitte la malade.

Bientôt la fistule, qui, au début, donnait issue au pus d'une manière presque continue, se ferme complètement pendant plusieurs jours et se rouvre pendant vingt-quatre heures.

Souvent je vais revoir la malade et je constate la diminu-

Outre que les seringues à injections suffisent parfaitement, cette nouvelle pompe n'est pas exempte de danger.

D'une part, il est impossible, pendant l'aspiration, de calculer la résistance, et par conséquent on est exposé à déchirer des adhérences, sinon le tissu pulmonaire lui-même. D'une autre part, on est fort exposé aussi à injecter de l'air dans la plèvre, car, à moins d'infinies précautions, il en reste une quantité notable dans les tubes et ajutages. On peut s'en convaincre en faisant manœuvrer cet appareil dans deux verres d'eau, dont l'un représente la cavité pleurale.

tion progressive, et plus tard l'absence du souffle amphorique et même de tout souffle tubaire.

Le côté gauche a subi une dépression considérable.

Du côté droit, on constate seulement des râles bronchiques en abondance. Chose remarquable, le décubitus a lieu constamment sur le côté droit.

La toux augmente, la fièvre revient plus souvent, la faiblesse générale s'accroît, le marasme survient, et la malade succombe le 4 Juin.

Autopsie. — Le poumon gauche est réduit au quart de son volume, transformé en une sorte de tissu mou, amorphe, de couleur rouge foncé, sans crépitation, entouré d'une fausse membrane très-épaisse, très-résistante, qu'on ne peut qu'avec peine séparer de la plèvre viscérale. Cent cinquante grammes de pus environ se trouvent dans la cavité pleurale, infiniment rétrécie par la déformation des côtes, l'incurvation de la colonne vertébrale et la déviation du sternum. La cavité pyogénique est revêtue d'une fausse membrane intimement adhérente à la plèvre pariétale et viscérale. Les bronches sont moins rouges qu'à l'état normal ; leur volume ne paraît pas modifié d'une manière appréciable au sommet du poumon, mais il devient impossible de les suivre dans ce tissu compact qui a remplacé le parenchyme pulmonaire.

Le poumon droit est le siége d'un engouement général, et les bronches offrent une rougeur prononcée.

Il n'existe de tubercules ni à droite ni à gauche.

Dans cette observation, on le voit, non-seulement les phénomènes amphoriques ont existé avant et après les thoracentèses, mais ils ont coïncidé avec l'épanchement séreux et avec l'épanchement purulent, en conservant les mêmes caractères.

Ils ont diminué après l'évacuation du liquide. Ils ont

un peu augmenté lorsqu'augmentait l'épanchement, pour disparaître, enfin, dans les derniers mois qui ont précédé la mort.

Tout-à-fait en même temps, nous avions pour pendant, si l'on peut ainsi dire, un cas semblable, mais plus intéressant encore, dans la salle des hommes.

Au numéro 23 de la salle Saint-Remi était couché un malade de cinquante-trois ans, en traitement depuis six semaines, pour un épanchement pleurétique gauche datant de cinq mois (1).

Matité absolue en avant et en arrière, et de la base au sommet.

Absence complète de vibrations.

Absence complète de murmure vésiculaire.

Souffle amphorique en avant et en arrière; toux amphorique des plus caractérisées.

Respiration puérile du côté droit.

Refoulement considérable du cœur à droite.

Oppression sous les moindres influences.

Anorexie, dyspepsie.

Mouvement fébrile tous les soirs, etc.

Après quinze jours d'un nouveau traitement des plus énergiques, on ne constate aucune amélioration, et le 16 Janvier, la thoracentèse est pratiquée en présence de M. le docteur Du Val et des élèves de la clinique.

Il s'écoule sept cent quatre-vingt-dix grammes de sérosité limpide. Aucun accident ne survient, aucun incident même, si ce n'est la persistance du souffle amphorique, et le malade sort le 24 Février, pour retourner à ses travaux.

Vingt-quatre jours après (le 19 Mars), cet homme rentre à la clinique, se plaignant d'une toux incommode et d'un

(1) Observation recueillie par MM. Créveau et Demesse.

essoufflement qui se manifeste, depuis ce rhume, sous l'influence du moindre travail.

Le côté droit présente tous les râles de la bronchite.

Le côté gauche a éprouvé un retrait considérable, et très-manifeste surtout par l'aplatissement des premières côtes, l'enfoncement du creux sous-claviculaire et l'abaissement de l'épaule.

La matité, l'absence du murmure respiratoire, le souffle et la voix amphoriques existent en avant et en arrière au même degré qu'avant la ponction, et si l'on excepte un léger retour des vibrations thoraciques (1) et l'absence de déviation du cœur, les notes du cahier de clinique sont, pour ce qui regarde l'auscultation, les mêmes le 20 Mars que le 15 Janvier, veille de l'opération.

Basé sur le souvenir des observations précédentes, j'annonçai aux élèves que la dépression du thorax, malgré l'intensité du souffle amphorique, rendait peu probable le retour de l'épanchement; mais que, comme, en définitive, la science était complètement muette sur de semblables faits, il y avait lieu de s'éclairer par une ponction exploratrice.

En effet, il n'existait nulle sonorité, nulle respiration, nul battement, et le trocart ne pouvait rencontrer que de l'eau ou des fausses membranes. Si nous trouvions du liquide, alors même que nous n'en eussions retiré qu'un verre, c'était un soulagement, surtout en raison de la bronchite du côté droit; si nous tombions dans de fausses membranes, l'opération se bornait à une simple piqûre sans conséquence.

(1) Je conteste la valeur que quelques observateurs ont voulu donner aux vibrations thoraciques. Outre que cette valeur varie beaucoup, selon le timbre de voix des malades, j'ai parfaitement constaté et fait constater aux élèves la présence de vibrations manifestes dans certains épanchements, l'absence de vibrations en l'absence d'épanchement, et dans des circonstances où le diagnostic était vérifié par la thoracentèse.

La thoracentèse est donc pratiquée séance tenante (le 10 Avril). Il ne s'écoule pas une seule goutte de sérosité. Une petite sonde d'argent introduite dans la canule se meut librement et profondément, sans la moindre souffrance pour le malade, et après quelques manœuvres qui nous prouvent l'absence de liquide, l'instrument est retiré sans contenir une goutte de sang. Le malade, qui avait lui-même réclamé la ponction, tant il avait éprouvé de soulagement la première fois, se trouve si peu impressionné de cette tentative, qu'il demande qu'on recommence avec *un plus gros robinet.*

La piqûre du trocart se cicatrise immédiatement, et le malade, un peu soulagé, par le repos et par les potions calmantes, du rhume qui le tourmentait, quitte l'hôpital le 23 Avril.

Huit mois après, le 1er Janvier 1856, je le retrouve à la clinique, en proie, depuis un mois, à une fièvre de moyenne intensité avec de fréquents accès de toux très-douloureux, dyspnée persistante allant jusqu'à l'orthopnée pendant la nuit.

Dépression considérable de tout le côté gauche, surtout dans la moitié supérieure; matité absolue en avant et en arrière; absence complète de la respiration, excepté en avant, où elle est remplacée, dans l'espace de dix centimètres, par un souffle comme trachéal, entouré de bulles uniformes crépitantes seulement pendant l'inspiration. Du côté droit, respiration augmentée en avant, diminuée en arrière, mélangée en haut de râles muqueux, et en bas de râles crépitants, fins.

Mort le 28 Janvier.

Rien de plus intéressant que cette autopsie, qui doit être bientôt publiée dans tous ses détails.

Cent cinquante grammes environ de flocons albuminoïdes, assez consistants pour être enlevés avec la main, occupent la cavité pleurale, notablement rétrécie.

En haut et dans la gouttière vertébrale, une coque de

quatorze centimètres de hauteur sur deux et quatre d'épaisseur, partie fibreuse, partie fibro-cartilagineuse, partie osseuse, de deux à quinze millimètres d'épaisseur, renferme un tissu flasque, rougeâtre, qui n'est autre que le poumon condensé, mais qu'il serait impossible de reconnaître comme tel, si les bronches ne s'y rendaient pas.

Afin de conserver cette pièce pour le Musée, on se borne à ouvrir les principales divisions bronchiques, qui, comparées à celles du poumon opposé, paraissent pâles et comme atrophiées.

Du côté droit, rien d'important à noter, sinon un verre de sérosité dans la cavité pleurale, des traces d'anciennes pleurésies, un engouement considérable, une vive rougeur de tout l'arbre bronchique.

Au moment où cette autopsie nous prouvait une fois de plus que les souffles pleurétiques peuvent exister sans liquide, et que la thoracentèse pratiquée tardivement soulage et prolonge les malades, mais ne peut les guérir, se trouvaient à la clinique deux enfants qui avaient tous deux subi la ponction et qui prouvaient, par contre, que cette opération, pratiquée en temps opportun, permet au poumon de reprendre assez promptement ses fonctions, et prévient le rétrécissement de la poitrine qui succède aux longues pleurésies.

Un jeune garçon de quatorze ans, n'ayant jamais été malade, nous est amené, le 2 Février dernier (1), pour un épanchement gauche qui devait dater d'un mois, et qui, pourtant, malgré une dyspnée très-marquée, ne l'avait forcé à renoncer que depuis huit jours à son travail de rattacheur.

(1) Numéro 4 de la salle Saint-Remi. Observation recueillie par M. Noël, interne du service.

Résonnance hydro-aérique dans l'espace de quatre travers de doigt sous la clavicule gauche; matité complète dans le reste du côté, en avant et en arrière.

Souffle tubaire très-considérable dans le tiers-moyen, en avant et en arrière. Absence du murmure respiratoire dans les autres points.

Respiration puérile à droite.

Déviation du cœur, dont le maximum correspond au bord droit du sternum; décubitus plus fréquent sur le côté sain que sur le côté malade.

Fièvre d'une intensité moyenne, avec redoublement très-marqué tous les soirs.

Sueurs nocturnes.

Le 19 Février, après quinze jours d'un traitement actif, voyant l'épanchement rester stationnaire, l'appétit diminuer, l'état général empirer, la fièvre, et surtout la fièvre du soir augmenter, nous pratiquons, en présence de MM. les docteurs Du Val, Williame et Dubois, la thoracentèse, qui donne issue à six cent quarante grammes de sérosité limpide.

Dès le troisième jour, l'enfant reste levé plusieurs heures; on constate encore du souffle bronchique et de la bronchophonie, mais à un degré et dans une étendue beaucoup moindres.

La fièvre diminue rapidement, les forces reviennent, tous les accidents disparaissent, et, dès les premiers jours de Mars, l'enfant demande à retourner à son travail.

Le 19 Mars, veille de sa sortie, on perçoit le murmure vésiculaire partout, excepté en un seul point, où il est remplacé par un *souffle tubaire limité à la pointe* du scapulum. Les vibrations de la voix sont aussi fortes que du côté sain, mais la sonorité est moindre.

On ne remarque aucune trace de rétrécissement de la poitrine.

Sortie de l'hôpital le 20 Mars, juste un mois après la thoracentèse (1).

Chez l'autre enfant placé dans la même salle, nous observions un cas peut-être unique dans la science, c'est-à-dire deux épanchements de côté différent, survenus à peu de distance, et traités, l'un par la paracentèse, l'autre par la méthode ordinaire.

Voici le fait en peu de mots :

Le 5 Août 1855, était couché à la clinique (2) un garçon de onze ans, affecté d'un épanchement droit, survenu d'une manière latente, resté sans traitement, et ne remontant certainement pas à plus de quinze jours, car, quinze jours auparavant, cet enfant, affecté de scorbut et de purpura hæmorrhagica, avait été l'objet d'un examen complet et le sujet d'une conférence.

Décubitus sur le côté droit ou sur le dos; élargissement manifeste des espaces intercostaux; matité absolue jusqu'au sommet, en arrière et en avant, sans bruit de Skoda; absence de murmure respiratoire et de vibrations thoraciques; *souffle amphorique en avant et en arrière, dans le tiers supérieur, pendant l'inspiration et l'expiration.*

Quoiqu'il n'eût été employé aucun traitement antérieur, c'était là, néanmoins, un cas évident de thoracentèse.

(1) J'ai revu et examiné cet enfant le 24 Juin, c'est-à-dire trois mois après sa guérison. Il n'a pas cessé de travailler à sa filature, et on ne constate, ni à la vue, ni à l'auscultation, ni à la percussion, la moindre différence entre les deux côtés de la poitrine.

(2) Numéro 4 de la salle Saint-Remi. Extrait de l'observation recueillie par M. Damideaux, interne du service.

En effet, aucun signe de tubercules, aucun signe d'affection du cœur, aucune trace d'albumine dans les urines, aucune trace de l'ancien purpura, etc.

L'épanchement n'avait été précédé d'aucun des caractères de la pleurésie aiguë. Le souffle amphorique annonçait pour nous une condensation déjà considérable du tissu pulmonaire, avec fausses membranes. C'eût donc été perdre un temps précieux que de recourir préalablement aux moyens ordinaires.

MM. Blanchard et Du Val, médecins de l'Hôtel-Dieu, partagent cet avis, caractérisent également par les mots amphorique ou caverneux le souffle du sommet, et le 8 Août, en leur présence, il est procédé à la ponction, qui donne un litre vingt centilitres de sérosité jaunâtre.

Dès le lendemain et les jours suivants, des râles humides annoncent le retour d'une certaine perméabilité. Les phénomènes amphoriques (souffle, voix, toux) existent encore, mais beaucoup moindres, et revêtent tellement le caractère caverneux, qu'un médecin étranger, fort instruit, qui suivait la visite, maintient qu'il y a là une vaste caverne (1).

Or, quinze jours après, il n'existait plus que des râles bronchiques, sans traces du plus léger souffle. L'iodure de fer, le vin de noyer, les badigeonnages à la teinture d'iode, etc., avaient complété le traitement, et le 25 Septembre (six semaines après la thoracentèse), l'enfant quittait l'hôpital, n'offrant plus le moindre vestige d'épanchement et sans déformation appréciable de la poitrine.

Un mois après (le 28 Octobre), cet enfant était atteint, à la suite d'une dyssenterie qui l'avait ramené à l'hôpital,

(1) Le mémoire de MM. Barthez et Rilliet contient deux faits analogues. Du souffle amphorique et des râles humides firent diagnostiquer une excavation tuberculeuse là où il n'y avait qu'un épanchement, et porter un pronostic funeste qui ne fut pas justifié.

d'un épanchement du côté opposé, et traité, selon la méthode ordinaire, par le médecin de service. Or, le 28 Janvier, trois mois juste après le début de cette deuxième pleurésie latente, on constatait une dépression considérable de ce côté de la poitrine, avec abaissement de l'épaule, déviation de la colonne vertébrale, diminution notable du son et de la respiration en avant et en arrière, tandis que, du côté opposé, le thorax avait sa conformation naturelle, sa sonorité normale et une respiration ample et parfaitement pure (1).

Dans les faits que nous avons vus plus haut, le souffle amphorique accompagnait des épanchements dont le plus récent remontait au moins à un mois. Ici, au contraire, il accompagnait un épanchement remontant au plus à quinze jours. Mais le point capital de cette observation, c'est l'épanchement double, et la différence des résultats thérapeutiques selon la différence de traitement.

En effet, voilà deux épanchements survenus chez le même malade, et par conséquent dans les meilleures conditions de comparaison : l'un, très-considérable, puisque la matité existe jusqu'au sommet, est traité dès le début par la ponction, et guéri complètement, sans vestiges appréciables, six semaines après.

L'autre, moins abondant, puisque la matité n'existe qu'aux deux tiers inférieurs, est traité par les moyens

(1) J'ai revu cet enfant, aujourd'hui 10 Octobre, à la filature du Mont-Dieu, et l'on diagnostiquerait son infirmité rien qu'à sa démarche et à l'inclinaison du côté gauche.

La dépression du thorax, l'abaissement de l'épaule, etc., sont tout aussi considérables qu'il y a huit mois. La sonorité et la respiration sont toujours moindres qu'à droite; l'enfant ne peut faire aucun effort sans être essoufflé.

ordinaires, et, onze mois après, on constate encore un affaiblissement très-marqué de la respiration, et surtout un aplatissement de la poitrine, reconnaissable non-seulement à l'inspection du thorax, mais à l'abaissement de l'épaule correspondante et à l'incurvation de l'échine (1).

Le premier, je le constate sans le chercher, c'est-à-dire en explorant la poitrine comme nous le faisons à tous les lits de la clinique indistinctement.

Le second, l'interne le constate également sans le chercher, ou plutôt en recherchant pour son instruction les traces du premier.

Le premier s'était manifesté après un purpura hæmorrhagica; le deuxième, après une diarrhée hémorrhagique. Ni l'un ni l'autre n'avaient été précédés de frissons, ni de douleurs de côté, ni d'aucun autre prodrôme spécial.

Tous deux étaient survenus d'une manière identique, sous forme de pleurésie latente (2), et sans doute sous

(1) Si l'on se rappelle les beaux travaux de M. Parise, de Lille, sur les ostéophytes pleuraux et toutes les conséquences funestes du retrait des côtes, on comprendra l'importance que nous attachons à ce parallèle thérapeutique.

Sans doute, on connaît quelques cas de rétrécissements thoraciques qui ont paru diminuer, mais ce sont là de très-rares exceptions; et un affaissement de la poitrine, consécutif à une pleurésie chronique, constituera toujours une grave difformité, une grande infirmité, et surtout un danger incessant à la moindre maladie du poumon opposé.

(2) Laennec, qu'on ne lit pas assez, ou plutôt qu'on ne lit plus depuis que tant de manuels font oublier les œuvres des grands maîtres, Laennec a donné une excellente description de ces épanchements insidieux.

l'influence de la même cause, la cachexie scorbutique.

Rien donc de plus comparable et de plus concluant que ces deux épanchements survenus dans la même poitrine ?

Mais, en dehors des inductions à tirer de cette observation, sous le rapport de la thérapeutique des pleurésies chroniques ou latentes, on comprend toute son importance sous le point de vue séméiologique.

Evidemment, voilà un cas où l'ignorance de la valeur des phénomènes amphoriques dans les épanchements pouvait amener les plus graves erreurs de diagnostic, et, par conséquent, de traitement et de pronostic.

Le bruit de Skoda, si semblable au bruit de pot fêlé et occupant le même siége; le souffle amphorique, si semblable au souffle caverneux et occupant également son siége de prédilection; les râles humides, si analogues à ceux de la phthisie; l'épanchement rebelle, si fréquent dans les pleurésies tuberculeuses; enfin, le tempérament lymphatique et la constitution délicate de l'enfant, voilà, certes, un ensemble de circonstances bien propres à justifier le médecin qui aurait diagnostiqué une pleurésie tuberculeuse avec vaste caverne.

Il en eût été de même pour le premier de ces deux enfants, chez lequel on trouvait encore le souffle tubaire après la thoracentèse.

Avant les notions qui résultent de ce mémoire, c'est-à-dire avant que nous n'ayons fait connaître la persistance du souffle tubaire après l'évacuation du liquide, il n'est pas de médecin qui, constatant, immédiatement après la disparition de l'épanchement, et surtout d'un épanchement latent, un souffle bronchique limité au tiers supérieur, avec raisonnance hydro-aérique, n'eût diagnostiqué, comme dans les cas de persistance du souffle amphorique, une caverne sèche au sommet du poumon.

Tandis que ces faits se passaient dans la salle des hommes, un autre cas nous offrait le plus grand intérêt dans la salle des femmes, par la persistance de l'égophonie après l'évacuation du liquide pleural.

Une jeune femme de vingt-huit ans, habituellement bien portante, entre à la clinique, le 2 Mars 1856 (1), pour un épanchement du côté gauche, survenu, vers le 1er Janvier, d'une manière subaiguë.

Sonorité exagérée au sommet, en avant et en arrière; matité complète dans le reste du poumon.

Egophonie postérieurement à la partie moyenne; souffle bronchique le long de la colonne vertébrale. Déviation du cœur, dont le maximum se trouve au-delà de la ligne médiane du sternum; frissons suivis de fièvre plus intense tous les matins.

Après vingt jours d'un traitement général et local des plus énergiques, aucune modification dans les phénomènes locaux; aggravation des symptômes généraux; accroissement de la dyspnée, etc.

Le retour plus fréquent des frissons fait craindre que l'épanchement ne devienne purulent.

Le 22 Mars, *thoracentèse* qui donne issue à huit cent quarante grammes de sérosité très-louche.

La malade n'éprouvant ni fatigue ni malaise après l'opération, nous explorons la poitrine immédiatement, et nous constatons que l'égophonie se perçoit comme avant la ponction.

(1) Salle Sainte-Balsamie, numéro 4. Extrait de l'observation recueillie par M. Damideaux, interne de la clinique.

Après la visite, même épreuve avec les mêmes résultats. C'est bien la même égophonie que nous avons entendue tous les jours précédents, et, ici, l'expérience se trouve être d'autant plus catégorique que cette femme, se prêtant volontiers aux explorations nécessaires, avait précisément servi aux élèves de spécimen pour l'étude de l'égophonie.

La voix est naturelle de l'autre côté et n'offre aucun caractère qui puisse la rapprocher du timbre chevrotant.

La malade éprouve une amélioration notable depuis la ponction; elle a plus d'appétit, se lève plusieurs heures et se dispose à retourner chez elle, lorsque, le 28, c'est-à-dire six jours après la thoracentèse, elle est reprise, sans cause appréciable, de malaise général avec frissons, dyspnée, retour de l'épanchement, etc.

Le trimestre de clinique étant terminé, j'avais cessé de voir la malade, lorsque, le 26 Avril, je vais la visiter dans son domicile, où elle était retournée et soignée par M. Damideaux avec un dévoûment très-éclairé.

Tous les symptômes annonçant un épanchement purulent considérable, nous pratiquons, séance tenante, la thoracentèse, qui donne issue à deux litres de pus bien lié, sans fétidité, et qui est suivie d'une injection iodo-iodurée (1).

Malgré un amendement notable dans l'état général, le liquide se reproduit peu à peu, et, le 9 Mai, nous sommes obligés à une *nouvelle ponction*, qui fournit encore deux litres de pus sans odeur.

(1) Si la thoracentèse n'empêche pas la sérosité de se transformer en pus, il faut encore moins l'accuser d'amener cette transformation, car, en compulsant les observations éparses dans la science, on en voit plus de pratiquées pour des épanchements purulents que pour des épanchements séreux.

L'an dernier encore, la *Gazette des Hôpitaux* publiait une observation de pleurésie aiguë traitée avec énergie dans le service de M. Rostan, et où l'autopsie démontrait un épanchement purulent survenu en deux mois.

Une sonde est laissée à demeure dans la poitrine, et des injections iodées sont faites.

Mais, malgré les injections, et quoique le pus paraisse s'écouler librement par la sonde soir et matin, et entre la plaie et la sonde dans l'intervalle des pansements, le pus devient très-fétide, des frissons surviennent, l'appétit se perd complètement.

Le pouls est petit, très-fréquent, et la malade est d'une extrême faiblesse, en proie à une angoisse continuelle.

Ne doutant pas que cette aggravation de tous les symptômes ne tienne surtout à l'insuffisance de l'écoulement du pus, je *pratique, le 2 Juin, une incision* par laquelle s'écoule aussitôt plus d'un litre de pus d'une extrême fétidité, mêlé à des fausses membranes caillebotées qui ont peine à sortir d'abord par la plaie, mais qui s'échappent tout-à-coup à l'aide d'abondantes injections chlorurées.

Une large mèche est appliquée dans l'ouverture, pendant quelques heures, chaque jour.

Le pus coule librement; de nouvelles injections sont faites; tous les symptômes généraux s'amendent; la malade recouvre l'appétit, se lève plusieurs heures par jour et semble entrer en convalescence. Mais, vers la fin de Juillet, sans modification appréciable des accidents locaux, surviennent une toux très-intense, une diarrhée colliquative, puis le marasme, et la mort.

Grâce au zèle de M. Damideaux, nous avons pu obtenir l'autopsie partielle.

Du côté gauche, vaste poche pleurale vide, tapissée d'une épaisse membrane pyogénique, et au sommet de laquelle se trouve comme perdu, maintenu par de fortes adhérences, un moignon de poumon semblable au tissu du poumon fœtal.

Le poumon droit est fortement engoué et infiltré de sérosité sanguinolente, surtout postérieurement.

Aucune trace de tubercules ni à droite ni à gauche.

Cette persistance de l'égophonie, après la disparition du liquide, est-elle un fait isolé (1)?

Se confirmera-t-elle dans les observations ultérieures?

J'aurais pu facilement résoudre la question en ponctionnant d'autres pleurétiques; mais toutes les pleurésies que j'ai eues depuis étaient franchement inflammatoires, et comme je n'admets la thoracentèse dans la pleurésie aiguë qu'à titre de très-rare exception, je devais, malgré tout l'intérêt de cette solution, la laisser à ceux qui ne partagent pas mes appréhensions.

Pourquoi, d'ailleurs, la voix chevrotante ne persisterait-elle pas après la ponction, comme la voix tubaire ou la voix amphorique? et comment expliquer l'absence d'égophonie dans les hydrothorax passifs, si le phénomène ne tenait pas beaucoup moins à la présence du liquide qu'à la modification de la plèvre ou du poumon?

Or, cette modification disparaît-elle aussitôt la disparition du liquide? Je ne le pense pas, pour la plupart des cas; et si, lors de la résorption spontanée par les forces médicatrices de la nature, la plèvre et le poumon reprennent peu à peu leurs fonctions normales, au fur et à mesure de la diminution de la sérosité, il n'en saurait être ainsi lorsque celle-ci est évacuée tout d'un coup, à moins que la thoracentèse ne soit pratiquée tout-à-

(1) M. Aran, dans les notes très-intéressantes qu'il a jointes à sa traduction de Skoda, parle d'un malade chez qui l'égophonie persista, quoique moins intense, après la thoracentèse, qui donna lieu seulement à l'évacuation de quatre-vingts ou cent grammes de liquide séreux. Aussi, n'est-ce pas sans étonnement que je l'ai vu, dans le même chapitre, maintenir, contre les assertions de Skoda, qu'il n'existe pas d'égophonie sans épanchement liquide dans la plèvre.

fait au début de la maladie, ce qui doit être fort rare.

On trouve, il est vrai, dans un mémoire de M. Heyfelder sur la pleurésie chronique (*Arch. de Méd.*, Mai 1839), une observation dans laquelle l'égophonie, qui avait disparu avec l'augmentation de l'épanchement, aurait reparu après l'évacuation d'une certaine quantité de pus, pour baisser ensuite graduellement en même temps que le liquide, et disparaître, enfin, avec lui. Mais ce résultat, bien qu'il soit invoqué dans l'excellent traité de Barth et Roger, au sujet et à l'appui des conditions nécessaires à la manifestation de la voix chevrotante, me laisse des doutes sérieux.

En effet, outre qu'il s'agissait d'un enfant de six ans, et qu'à cet âge, il est difficile de faire avec précision, pendant l'opération même de l'empyème, et surtout de l'empyème avec le bistouri, une expérience d'auscultation délicate, on voit, en remontant à la source, l'auteur parler de bruit produit par la succussion, ce qui ferait supposer un hydropneumothorax, et ce qui doit empêcher de tirer de ce fait aucune conclusion rigoureuse.

D'un autre côté, si nous voyons les auteurs les plus accrédités en France regarder l'épanchement comme la condition essentielle de l'égophonie, nous voyons l'auteur le plus accrédité en Allemagne, M. Skoda, enlever à la voix chevrotante tout caractère pathognomonique.

« J'ai rencontré, dit Skoda, l'égophonie simple de
» Laennec, aussi bien lorsqu'il y avait un épanchement
» liquide dans la plèvre, que lorsqu'il n'y en avait pas
» une seule goutte; aussi bien dans la pneumonie, que
» dans les infiltrations tuberculeuses avec ou sans ex-
» cavations.

» J'ai aussi rencontré souvent du liquide dans la plè-
» vre, sans que la voix ait présenté le caractère che-
» vrotant. »

Il n'est pas besoin de faire remarquer l'exagération de ces assertions.

Sans contredit, la bronchophonie de la pneumonie, la voix caverneuse de la phthisie, peuvent, dans certains cas, ressembler, jusqu'à un certain point, à l'égophonie; mais, pour une oreille exercée, il y a là des différences qui ne constituent pas seulement des nuances, mais des signes diagnostiques manifestes, et un médecin expérimenté ne confondra pas plus la voix tuberculeuse avec la voix chevrotante, qu'un musicien ne confondra ensemble les différentes notes d'une gamme.

On est frappé, d'ailleurs, des efforts que fait l'auteur, d'un bout à l'autre de son ouvrage, pour enlever aux signes stéthoscopiques toute valeur; et quand on entend dire à Skoda qu'il trouve très-rarement le râle crépitant dans la pneumonie (pages 344, etc.), il faut nécessairement que les pneumonies de Vienne ne ressemblent pas aux pneumonies de Paris, ou que la différence d'idiome n'ait pas permis au célèbre clinicien d'attacher la même rigueur que nous à la signification des mots.

Quoi qu'il en soit, nous sommes, dans le cas particulier, parfaitement d'accord, et je ne doute pas que des faits ultérieurs ne viennent démontrer ce que j'établissais plus haut : à savoir, que l'égophonie tient plutôt à la modification de la plèvre et du poumon qu'à la présence du liquide.

J'ai déjà eu, du reste, il y a quelques jours, l'occasion de faire une sorte de contre-épreuve, en constatant une broncho-égophonie des mieux caractérisées dans les circonstances suivantes :

Un jeune homme de vingt-trois ans, ancien cuirassier, entre à la clinique le 27 Août dernier (1), sans fièvre, sans souffrance, et demandant uniquement à être débarrassé d'un essoufflement qui le met hors d'état de travailler.

Atteint, il y a six mois, d'une pleurésie aiguë gauche (2), pour laquelle il dit avoir été saigné treize fois à l'hôpital militaire de Lille, il a été mis à la réforme aussitôt sa convalescence. Depuis deux mois qu'il est revenu dans son village, il a essayé plusieurs fois, mais en vain, de s'occuper, le moindre effort, la moindre marche, le mettant de suite hors d'haleine.

L'inspection seule du malade, même revêtu de sa blouse, indique le genre d'affection.

L'épaule gauche est fortement abaissée, la colonne vertébrale déviée.

Le rétrécissement du thorax gauche est frappant à la première vue, quoique la mensuration n'indique pas plus de deux centimètres de différence. Bruit tympanique en avant et en haut; matité dans les deux tiers inférieurs; matité absolue dans toute l'étendue, en arrière.

Respiration pure dans le tiers supérieur, en avant et en arrière; pure et faible contre la colonne vertébrale, dans toute la hauteur du thorax.

Absence complète de souffle.

(1) Salle Saint-Remi, numéro 6. Extrait de l'observation recueillie par M. Collard, interne du service.

(2) Sur huit cas d'épanchement chronique que nous rapportons dans ce mémoire, sept appartiennent au côté gauche, et le huitième aux deux côtés. Déjà M. Heyfelder avait fait remarquer que, sur vingt cas de pleurésie chronique qu'il avait rassemblés dans les auteurs, quinze étaient survenus à gauche.

Broncho-égophonie à l'angle inférieur de l'omoplate, tellement développée, que je conduis le malade à l'amphithéâtre de chirurgie pour faire constater ce fait par les élèves qui y étaient réunis.

Déviation du cœur, dont le maximum s'étend au-delà de la ligne médiane du sternum.

Malgré cette déviation du cœur, malgré l'étendue de la matité, j'annonce positivement qu'il n'y a pas de liquide; mais comme c'est là, évidemment, l'un des cas où la ponction exploratrice est le plus indiquée, l'interne y procède immédiatement. Le trocart explorateur est enfoncé du tiers d'abord, puis des deux tiers, et il est retiré sans contenir une goutte de sérosité et sans être taché de sang.

Le malade se promène comme d'ordinaire, le jour même de la ponction, et l'ennui l'ayant pris les jours suivants, il quitte l'hôpital le 4 Décembre, comme il y est entré.

Tout-à-l'heure, nous avions noté (7e observation) la persistance de l'égophonie après l'évacuation immédiate du liquide; voilà maintenant le même phénomène après la résorption lente, dans un cas où l'absence d'épanchement, accusée d'abord par les signes rationnels, se trouve vérifiée par une ponction exploratrice (1).

(1) On demandera peut-être pourquoi une ponction exploratrice, dans un cas où le rétrécissement considérable du thorax rendait peu probable la présence de liquide? Mais, si l'on se rappelle la déviation du cœur, l'intensité de la matité à la partie inférieure, le son tympanique à la partie supérieure, et la broncho-égophonie à l'angle de l'omoplate, on reconnaîtra que c'était là un de ces cas où la ponction exploratrice est le plus indiquée.

Evidemment, il n'y a pas à hésiter dans ces cas difficiles, car le trocart tombera, soit dans le liquide, et il en résultera un grand avantage, soit dans les fausses membranes, ou dans ce tissu carnifié qui remplace le poumon, et il n'en peut résulter aucun inconvénient.

Une autre particularité non moins importante, et qu'on aura remarquée dans cette dernière observation, c'est le son tympanique de Skoda au sommet d'un côté rétréci, six mois après une pleurésie aiguë, en l'absence de tout liquide et de toute excavation tuberculeuse.

Evidemment, cette sonorité tympanique s'explique tout naturellement ici par les adhérences qui maintenaient contre les côtes le sommet encore perméable du poumon condensé à la base, et forme la contre-épreuve des faits invoqués par M. Monneret contre les assertions et les théories du professeur de Vienne.

Les faits, et les faits rassemblés sans choix, tels qu'ils se sont offerts à notre observation, prouvent donc ce que nous annoncions au début de ce mémoire :

Que le souffle amphorique est fréquent dans les épanchements de forme chronique ou latente, car, sur sept cas, nous l'avons trouvé quatre fois on ne peut mieux caractérisé (1) ;

Que les phénomènes tubaires ou amphoriques peu-

(1) M. le docteur Oulmont, à qui j'avais communiqué, à Reims, le résultat de mes observations, m'a montré dernièrement, dans son service de l'hôpital Saint-Antoine, une pleurésie chronique où l'amphoricité était des plus marquées.

M. le docteur Bienfait me l'a également fait remarquer chez un jeune garçon qu'il a opéré de l'empyème avec un succès complet.

Qu'on ajoute à ces faits ceux de MM. Barthez et Rilliet, ceux de M. Béhier, et l'on sera porté à penser que ce sont les observateurs, et non les observations qui ont manqué à ce phénomène.

vent persister après l'évacuation du liquide, car nous les avons retrouvés après sept thoracentèses pratiquées sur cinq malades ;

Que l'égophonie (qui n'est évidemment qu'une variété de bronchophonie) peut persister aussi après l'évacuation du liquide, car nous l'avons retrouvée immédiatement après la ponction, dans le seul cas où nous l'avions trouvée avant ;

Que la sonorité tympanique du sommet peut exister sans épanchement actuel, dans un côté rétréci par une pleurésie, puisque nous l'avons constatée au plus haut degré dans un cas où il n'y avait ni eau ni pus dans le thorax (1).

Les seuls points qui, dans les observations qu'on vient de lire, pourraient offrir quelque embarras à l'esprit, ce sont ces phases d'augmentation, de diminution, de disparition des souffles tubaire et amphorique avant ou après la thoracentèse. Mais ces phases s'expliquent facilement dès qu'on analyse les phénomènes pathologiques et les résultats de l'auscultation ou de la percussion.

Que faut-il, en effet, pour la production du souffle tubaire ?

Il faut, dans la pleurésie, comme dans la pneumonie, que l'air soit brusquement arrêté dans les tubes bronchiques, par l'imperméabilité du parenchyme pulmonaire, et la consonnance augmentée par l'induration des tissus.

(1) Cette donnée acquiert plus de valeur depuis le travail que M. Voillez vient d'insérer dans les *Archives*, sur le tympanisme de la poitrine dans les maladies.

Que faut-il pour la production du souffle amphorique?

Un degré de plus d'imperméabilité, c'est-à-dire, que l'air soit brusquement arrêté, non plus seulement dans les tubes, mais dans les tuyaux, par suite de la compression des tubes.

Or, que cette imperméabilité provienne d'une compression du dedans, comme dans la pneumonie, ou d'une compression du dehors, comme dans la pleurésie, les résultats physiques sont les mêmes.

Lors donc que le parenchyme pulmonaire ne sera pas encore assez condensé, ou condensé depuis assez longtemps pour ne plus se laisser pénétrer, le souffle tubaire ou amphorique devra diminuer après la thoracentèse, puisque l'évacuation du liquide, ayant diminué la compression du poumon, permettra l'entrée de l'air dans les divisions bronchiques secondaires.

Lorsque les branches seules de l'arbre bronchique seront restées perméables, le souffle tubaire ou amphorique pourra s'accroître après la thoracentèse, puisqu'il sera perçu d'une manière plus immédiate par l'oreille.

Lorsqu'enfin l'arbre aérien tout entier sera devenu imperméable, depuis les ramuscules terminaux jusqu'aux branches initiales, tout bruit morbide ou naturel devra disparaître, puisque la circulation de l'air sera complètement empêchée.

Quant aux inductions thérapeutiques, elles découlent tout naturellement des développements dans lesquels nous sommes entrés.

Qu'attendre des efforts de l'art ou de la nature pour l'absorption du liquide ou des fausses membranes, lorsque l'économie vient d'être altérée par une diathèse, ou épuisée par une maladie aiguë ?

Voici un poumon comprimé par un épanchement, enlacé par de fausses membranes.

Si vous temporisez, les fausses membranes molles deviendront dures ; les fausses membranes dures deviendront fibreuses ; les fibreuses deviendront cartilagineuses ; les cartilagineuses deviendront osseuses, et bientôt le poumon sera tellement réduit, qu'à l'ouverture du thorax, on le croirait complètement anéanti.

Si vous opérez, ou le poumon sera encore en partie perméable, et la thoracentèse lui permettra de mettre promptement en jeu cette perméabilité ; ou il sera atrophié, emprisonné dans une coque inextensible, et la thoracentèse, délivrant le poumon opposé, le cœur et et les gros vaisseaux, le foie ou la rate d'une compression qui gêne leur action ; amènera un soulagement notable et immédiat.

On n'a pas, selon moi, tenu assez de compte de cet effet indirect de la ponction.

N'est-ce donc rien que de rendre le jeu au diaphragme, la liberté au cœur et l'espace au poumon sain, qui va devenir le siége d'une respiration supplémentaire ?

Sans doute, quand vous aurez produit ce résultat considérable, il devra vous rester de sérieuses inquiétudes ; et, si aucun bruit n'annonce, ni maintenant, ni plus tard, la pénétration de l'air dans le poumon ; si, surtout, le vide produit dans la cavité pleurale par l'atrophie du poumon ne peut être comblé par le retrait des côtes, l'ampliation du poumon opposé, la voussure du diaphragme, vous aurez à craindre la fétidité du foyer, malgré les injections, la suppuration intarissable, la fièvre hectique, etc.

Mais, sans la ponction, le danger n'est-il pas encore plus imminent et plus grave?

Pour moi, si, malgré les faits invoqués depuis quelques années, je conserve des doutes sérieux sur l'opportunité de la thoracentèse dans les épanchements aigus d'abondance moyenne (1), je n'en conserve aucun sur son utilité dans les épanchements chroniques, et surtout chroniques d'emblée.

Ici, les efforts de la médecine interne et de la nature s'épuisent en vain contre la maladie, tout en épuisant le malade, et l'on ne peut savoir trop de gré à

(1) M. Marotte, dans un rapport qui est un modèle de raison et de prudence, a parfaitement établi que les faits invoqués, dans ces derniers temps, en faveur de la thoracentèse, dans la pleurésie aiguë, ne tranchaient nullement la question.

Mon illustre maître et ami Louis a traité cent quarante pleurésies (chez des individus sains antérieurement), sans en avoir vu une seule se terminer par la mort.

Quant à moi, je n'ai vu mourir encore que deux malades de pleurésie aiguë.

Le premier (c'était à Mézières, en consultation avec MM. Amstein et Toussaint) mourut d'une pleurésie double avec épanchement simultané excessif. (La thoracentèse ne fut pas pratiquée.)

Le deuxième (c'était à Reims, l'année dernière, en consultation avec un jeune confrère) mourut d'une pleurésie gauche, sans complications. L'épanchement était devenu excessif en moins de quarante-huit heures, malgré un traitement énergique. Je conseillai la ponction pour le jour même. La famille s'effraya, on différa, et, le lendemain ou le surlendemain, le malade était mort.

MM. Sédillot, Trousseau, Guérin, Boudant, Nonat, Boinet, etc., qui, les premiers, ont remis en honneur ce moyen héroïque déjà conseillé par Hippocrate, il y a plus de deux mille ans, puis abandonné, l'on ne sait pourquoi, mais probablement parce qu'on en avait abusé, comme de toutes les bonnes choses.

Mais, je ne saurais trop le répéter, il est à faire une distinction capitale entre les résultats de la thoracentèse, selon que vous opérez à temps ou que vous opérez tard.

Si vous opérez à temps, c'est-à-dire aussitôt que vous avez jugé nuls ou trop lents les efforts de la nature et de l'art, le poumon recouvrera promptement la respiration, et vous obtiendrez rapidement une guérison définitive.

Si vous opérez tard, c'est-à-dire lorsque le poumon est tellement emprisonné à l'extérieur et tellement altéré à l'intérieur qu'il ne peut reprendre ses fonctions, vous obtiendrez une grande amélioration, mais elle ne sera pas durable. Le côté sain continuera à se fatiguer, l'hématose restera insuffisante, une bronchite capillaire succédera à la bronchite simple, et, enfin, à celle-ci une pneumonie ultime.

Si vous opérez encore plus tard, ou lorsque la dilatation du thorax a produit un vide qui ne peut plus être comblé, ou lorsqu'une membrane pyogénique s'est organisée, vous obtiendrez encore une amélioration manifeste aussitôt la ponction, mais il faudra la renouveler, et, malgré les injections chlorurées, iodées, etc., vous verrez souvent survenir la fièvre hectique, la résorption purulente et la mort.

En d'autres termes, et pour bien préciser ce point de doctrine, la thoracentèse est curative dans les épanchements chroniques, lorsqu'elle est faite au début même de la chronicité, comme dans nos observations 5e et 6e.

Elle n'est plus que palliative lorsque cette chronicité a anéanti par sa longue durée les cellules pulmonaires, comme dans nos observations 2e et 4e.

Elle n'est plus, enfin, qu'un soulagement momentané, un moyen de prolongation de la vie, lorsqu'à l'atrophie du poumon se joint une suppuration intarissable qui doit accompagner tous les cas où un grand vide ne peut être comblé, comme dans nos observations 3e et 7e.

Mais, dans ces cas encore, elle est une précieuse ressource que rien ne peut remplacer (1).

Savons-nous si, dans cet hydrothorax où l'asphyxie est imminente, le cœur, origine première du mal, ne pourra se modifier (2)?

Savons-nous si, dans cet épanchement double qui produit l'asphyxie, la néphrite albumineuse qui a amené de l'eau partout ne va pas rétrocéder?

Savons-nous si, dans cet épanchement symptomatique

(1) « La thoracentèse deviendra plus commune, à mesure que » l'auscultation s'étendra davantage. »

(LAENNEC.)

(2) En lisant la relation publiée, il y a quelques mois, de la maladie qui termina la vie du grand Frédérick, on se demande comment, en présence de cette longue asphyxie produite par un hydrothorax, et des supplications de l'illustre malade, qui demandait à être soulagé à tout prix, l'opportunité de la ponction ne fut même pas discutée; et comment Zimmermann, le premier médecin de l'époque, appelé de Hanovre pour tenter le salut du roi, ne trouva à ajouter aux prescriptions de ses confrères de Berlin que l'extrait de pissenlit.

de la phthisie, l'évolution des tubercules ne va pas se suspendre et s'arrêter (1)?

Sans doute, dans l'immense majorité des cas, l'affection organique persistant, le danger reparaîtra. Mais le médecin ne doit point admettre de limites au possible (2), de la part de la nature; et si la pitié lui fait désirer souvent que la mort vienne mettre un terme à des souffrances qu'il juge incurables, son devoir impérieux n'en est pas moins de chercher à prolonger la vie, ne fût-ce que de quelques heures, même dans les affections les plus évidemment mortelles.

(1) M. Legroux a pratiqué trois fois la ponction sur une malade affectée d'hydrothorax symptomatique d'une phthisie tuberculeuse, et avec un tel soulagement chaque fois, que la malade réclamait l'opération.

(2) Un enfant de six ans, du service de M. Legroux, à l'Hôtel-Dieu de Paris, a fini par guérir après vingt-quatre ponctions et des injections répétées durant quatre mois.

Bricheteau (*Maladies chroniques de la poitrine*) cite un chirurgien anglais auquel le docteur Koock, de l'hôpital de Guy, pratiqua quatorze fois la thoracentèse. Après la quinzième ponction, que le malade se pratiqua lui-même, la guérison fut complète.

CONCLUSIONS.

I.

Le souffle amphorique doit être inscrit, comme le souffle tubaire, au nombre des signes de la pleurésie, et surtout de la pleurésie chronique avec ou sans épanchement actuel.

II.

Le souffle amphorique pleural annonce la condensation du poumon, soit par un *liquide et des fausses membranes*, soit par des *fausses membranes sans liquide*.

III.

Le souffle tubaire pleural annonce la condensation du poumon, soit par le *liquide seul* (1), soit par un *liquide et des fausses membranes*, soit par des *fausses membranes sans liquide*.

(1) Je n'ai pas vu personnellement d'exemple qui m'autorise à affirmer qu'un épanchement sans fausses membranes puisse donner lieu à du souffle tubaire; mais le retour d'une perméabilité complète, immédiatement après la thoracentèse, conduirait à cette proposition. Or, M. Beau, dont on connaît la compétence en auscultation, a vu opérer, par M. Trousseau, un malade qui présentait un souffle tubaire des plus manifestes. Aussitôt l'évacuation du liquide, le murmure vésiculaire reparut *dans toute sa pureté* : donc il n'existait pas de fausses membranes.

IV.

La disparition des souffles tubaire ou amphorique, coïncidant avec le retour du murmure respiratoire ou des ronchus, indique la diminution de la condensation pulmonaire.

Coïncidant avec l'absence de tout murmure respiratoire et de tout râle, elle annonce une condensation plus grande du poumon, soit par le liquide et les fausses membranes, soit par les fausses membranes seules.

Coïncidant avec l'élargissement des espaces intercostaux, le refoulement des viscères, etc., cette disparition des souffles tubaire ou amphorique annonce une compression plus grande du poumon par le liquide.

Coïncidant, enfin, avec le rétrécissement du thorax, elle annonce une compression plus grande du poumon par les fausses membranes, sans liquide.

V.

La persistance des phénomènes tubaires ou amphoriques, après la thoracentèse, a une signification précise.

Entendus seuls, c'est-à-dire sans mélange d'aucun bruit respiratoire, normal ou anormal, ils indiquent que les grosses bronches seules sont restées perméables.

Entendus avec un mélange de respiration pure ou de ronchus, ils indiquent que le poumon est perméable en partie, et le calibre des râles étant en raison directe du calibre des bronches, on saura le degré de cette perméabilité par le volume des râles : c'est-à-dire que plus les râles seront petits, plus la perméabilité sera grande.

VI.

La voix chevrotante ou égophonie n'est, comme la voix amphorique, qu'une variété de bronchophonie; elle est liée à la modification particulière imprimée au poumon par l'épanchement, et non point à l'épanchement même, puisqu'on peut continuer à l'entendre immédiatement après l'évacuation du liquide tout entier.

VII.

La sonorité tympanique du sommet, dans la pleurésie chronique, peut exister sans épanchement actuel.

VIII.

Les fausses membranes récentes peuvent, au bout de quinze jours d'un épanchement non précédé d'accidents inflammatoires, être déjà assez consistantes pour donner lieu au souffle amphorique.

Les fausses membranes récentes, lors même qu'elles coïncident avec le souffle amphorique, ne sont pas nécessairement réfractaires, puisqu'elles peuvent, six semaines après la thoracentèse, ne plus laisser de traces appréciables à l'auscultation.

Les fausses membranes anciennes forment, autour du poumon condensé, une coque fibreuse, fibro-cartilagineuse, ostéo-fibreuse qui en anéantit à jamais les fonctions.

IX.

L'un des poumons étant perdu entièrement pour la respiration, l'autre fonctionne avec une activité qui l'épuise, et devient bientôt le siége d'une inflammation mortelle.

X.

Dans tout épanchement, et surtout dans les épanchements à forme latente, les efforts du médecin doivent tendre à activer la résorption du liquide et des fausses membranes, car plus vite se fera la résorption, plus vite sera prévenue la transformation des exsudations molles en tissus inextensibles.

XI.

Dès que les efforts de la nature et de l'art ont été reconnus impuissants à amener la diminution d'un épanchement qui n'est symptomatique, ni d'une affection du cœur ou du sang, ni d'une affection du poumon, ni d'une affection des reins, ni d'une cachexie incurables, il faut recourir à la thoracentèse.

XII.

La ponction sera urgente, et on devra y procéder, sans essais préalables, s'il existe du souffle amphorique indépendant de tubercules ou de fistules pulmonaires.

Cette indication serait plus urgente encore, s'il n'existait ni souffle, ni aucune trace de respiration normale ou anormale, car le poumon serait déjà complètement imperméable.

XIII.

La même indication d'urgence existera, quelle que soit la cause de l'épanchement, même dans la néphrite albumineuse, même dans les pleurésies aiguës, même dans la phthisie, l'emphysème, les maladies du cœur, etc., etc., s'il y a menace de mort par asphyxie.

XIV.

Dans la plupart de ces cas, la thoracentèse n'a ni pour but ni pour effet de rendre instantanément au poumon comprimé ses fonctions, mais de faire cesser la compression médiate du poumon sain, la déviation du cœur et des gros vaisseaux, l'abaissement du diaphragme, etc.

XV.

Si le vide produit par l'atrophie du poumon peut être promptement comblé, le pronostic sera favorable, même dans les épanchements purulents.

Si des conditions opposées existent, et s'il reste après la thoracentèse une vaste cavité, et surtout une vaste cavité pyogénique, il faut craindre les sécrétions colliquatives, le marasme et la mort.

XVI.

La ponction sera faite, sans incision préalable, avec un trocart à robinet, muni d'une baudruche, et on devra prendre les précautions les plus minutieuses pour éviter l'introduction de l'air dans la plèvre.

XVII.

Si le liquide est séreux, toute injection sera inutile.

Si le liquide est purulent, des injections légèrement

chlorurées seront faites pour nettoyer la cavité pleurale, puis des injections iodées pour la modifier.

Si le pus est fétide ou s'il se reproduit avec abondance, au lieu de laisser longtemps à demeure une sonde, une mèche ou tout autre appareil qui irriterait la plèvre, on transformera la ponction en incision, et, au besoin, on fera par la plaie de nouvelles injections chlorurées ou iodées.

XVIII.

Les malades seront soumis en même temps au traitement des indications spéciales, et surtout à un régime réconfortant et à une hygiène favorable.

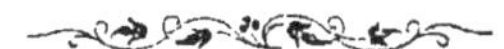

TABLE

DES MATIÈRES.

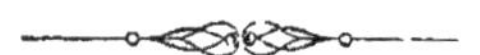

Pages

Reims, imprimerie de A. HUET, rue de l'Arbalète, 22.

www.ingramcontent.com/pod-product-compliance
Ingram Content Group UK Ltd.
Pitfield, Milton Keynes, MK11 3LW, UK
UKHW020349220726
13923UKWH00004B/1592